Rômulo B. Rodrigues

CUIDE DE VOCÊ E TENHA MAIS QUALIDADE DE VIDA

Cuidar de si mesmo é imprescindível para se obter uma vida plena e satisfatória

Vol. I

São Paulo

2ª Edição- 2018

amazonkindle

RODRIGUES, Rômulo B. CUIDE DE VOCÊ E TENHA
MAIS QUALIDADE DE VIDA / Rômulo B. Rodrigues.
Amazon. 2018.

Organização: Rômulo Borges Rodrigues

Impresso pela Amazon – 2018.

2018. Escrito e produzido no Brasil.

ISBN 978-1976770432

1. Autoajuda. 2. Saúde. 3. Qualidade de vida. I. Título.

Amazon Serviços de Varejo do Brasil Ltda.

CNPJ 15.436.940/0001-03

Av. Juscelino Kubitschek, 2041 – Torre E – 18° andar

São Paulo - SP

Dedico este trabalho aos filhos Júlio César e
João Víctor.

AGRADECIMENTOS

Agradeço à minha mãe adotiva, Maria Nazaré Rodrigues, (In Memoriam) que me orientou e me ensinou a ser o que sou hoje.

SUMÁRIO

PREFÁCIO

Para termos saúde perfeita, equilíbrio, mais qualidade de vida e, consequentemente, longevidade, é imprescindível que saibamos a arte de cuidar de nós mesmos.

Ao contrário do que se possa imaginar, essa é uma arte fácil de aprender. Basta que prestemos atenção às mensagens, avisos e alertas que o nosso cérebro e o nosso corpo nos enviam constantemente.

Tendo essa consciência e percepção, automaticamente, passamos a ter mais cuidado e atenção conosco, nos harmonizamos e adquirimos assim uma vida plena e satisfatória.

Portanto, cuidar de nós mesmos é vital.

Boa leitura.

PRIMEIRA PARTE

ALIMENTAÇÃO

(De acordo com os princípios da medicina holística)

Essa área possui várias modalidades, desde o simples vegetarianismo até as dietas cruas, monodietas,[1] e outras. Além da macrobiótica,[2] a alimentação ayurvédica[3] e o jejum.[4]

A alimentação equilibrada e pura, livre de produtos químicos e tóxicos, baseada em produtos integrais selecionados é o princípio mais importante da medicina holística.

Embora a medicina natural clássica sempre tenha aplicado a alimentação como principal recurso, a difusão mundial das novas idéias dietéticas, como a importância do uso de produtos sem agrotóxicos, dos cereais integrais, dos perigos do consumo da carne animal e dos produtos industrializados, deve-se principalmente à macrobiótica difundida por Georges Ohsawa.[5] A ela se deve também a difusão do consumo de produtos não muito popularizados no ocidente, como o queijo de soja (tofú),[6] o missô,[7] as algas marinhas, os derivados do gergelim, o arroz integral e uma infinidade de outros.

Na medicina holística existem diversos tipos de dieta, desde as totalmente cruas (crudivorismo)[8] ou totalmente cozidas, dietas apenas à base de frutas (frugidorismo),[9] e outras que admitem cereais integrais.

Há o vegetarianismo que se divide em vários ramos, como, por exemplo, aqueles que admitem laticínios e ovos (ovo-lacto-vegetarianos) e os que só aceitam alimentos de origem exclusivamente vegetal. Estes últimos podem dividir-se entre os que admitem também alimentos refinados e industrializados.

A macrobiótica, que também tem uma linha radical e outra liberal, não pode ser classificada apenas como um tipo de alimentação. O seu principal difusor Georges Ohsawa, a considerava antes como uma filosofia de vida, ou um sistema de vida e comportamento baseado na seleção especial dos alimentos e na interpretação dialética[10] da vida.

Existe uma tendência à padronização do tipo de alimentação, o que não é considerado salutar pela medicina natural integral, uma vez que o melhor é que cada indivíduo tenha a sua própria dieta ideal, alcançada através de experiências e estudos. Não é aconselhável que sejam utilizadas dietas definidas (quanto a aspectos qualitativos ou mesmo qualitativos) e sejam aplicadas de modo generalizado.

A manutenção da alimentação diária deve ser estabelecida individualmente, considerando-se vários fatores, como idade e tipo de atividade da pessoa, tipo físico, estado de saúde, clima, estação, alimentos regionais, etc.

Hoje, existe uma grande oferta de alimentos artificializados e repletos de aditivos químicos.

No início do século XX, a humanidade dispunha de cerca de oitocentos alimentos conhecidos. Atualmente, este índice chega a perto de 30.000 nomes de "coisas para se comer," incluindo refrigerantes, enlatados e tudo mais. Isto significa que criamos artificialmente cerca de 29.000 produtos.

Muitos estudiosos preocupam-se com o problema sério que representa o aumento das doenças degenerativas e apontam para o perigo da degeneração biológica da raça humana, pois cresce cada vez mais o número das doenças modernas e mais frágil se torna a humanidade.

Segundo a "ecologia clínica," uma recente especialidade médica nos Estados Unidos, mais de 80% das doenças atuais são causadas pela "alimentação poluída."

Produtos não recomendáveis para o consumo

Diversos produtos utilizados na alimentação cotidiana comum devem ser evitados para o consumo para que se previna o surgimento de disfunções e distúrbios orgânicos. Vejamos alguns exemplos:

A carne, principalmente a de vaca, é hoje prejudicial, devido à grande quantidade de produtos químicos que contém, como o dietilbestrol, um hormônio proibido pela legislação brasileira, mas usado comumente para aumentar o peso dos animais. Trata-se de um hormônio sintético (estrogênio) que é capaz de fazer as vacas engordarem, mas que mesmo em pequeníssima quantidade pode provocar distúrbios menstruais, tumores do ovário e da mama, dos testículos e do útero, além de alterar a libido, ou energia sexual, diminuindo-a. Além disso, existe o sulfito de sódio para dar às carnes frigorificadas um aspecto mais saudável e a cor vermelha; para fixá-la, usa-se, com freqüência, o nitrato de potássio (salitre). Ambos são comprovadamente cancerígenos para o homem. Também inclui-se o efeito da carne que, mesmo sem aditivos químicos, causa putrefação intestinal e diminuição da resistência à infecção devido à ação de toxinas próprias da carne como a cadaverina, a putrescina, o indol, o escatol, a uréia e o ácido úrico (mais concentrado nas vísceras). Devido ao uso de carrapaticidas e outros defensivos, também são encontrados traços de DDT na carne animal e de mercuriais nas rações. Tudo isto é bem mais perigoso nas carnes acondicionadas como o presunto, a salsicha, a mortadela, patês, salames, carnes enlatadas, etc, onde encontra-se uma grande quantidade de antibióticos para conservação.

O açúcar branco, hoje usado em quantidades muito elevadas e estimulado pelos governos e pela propaganda, é um perigoso aditivo que antes não fazia parte da dieta humana. Usado há mais de 100 anos, faz parte da maioria dos elementos modernos e é responsável por inúmeros distúrbios orgânicos. Segundo estudiosos, o açúcar é um agente cariógeno, determinando as cáries dentárias pela formação de placas bacterianas no sulcogengival e pela retirada do cálcio dos dentes por vários mecanismos, sejam locais ou através do próprio sangue.

Mas não é nos dentes que o açúcar tem a sua ação mais perigosa. Da forma abundante como é consumido, ele determina a perda lenta de cálcio nos ossos e magnésio, além de drenar as importantes vitaminas do complexo B. Considera-se, por isso, o açúcar como um anti-nutriente e portador de uma grande e desnecessária quantidade de energia química concentrada.

Hoje o consumo médio mundial por habitantes está em torno de 300g de açúcar diariamente. Isso significa que uma pessoa pode consumir até dez quilos mensais do pó branco. É curioso saber que uma pessoa não necessita de nenhum açúcar branco, pois, a alimentação comum fornece toda a glicose necessária às necessidades orgânicas. Todo açúcar extra, ingerido por meio das enormes quantidades de guloseimas hoje disponíveis, sejam sorvetes, refrigerantes, etc, representa uma tremenda sobrecarga que o organismo tem que suportar.

Atribui-se ao açúcar a capacidade de gerar e piorar a maioria das doenças modernas, todas as infecções, a hipoglicemia, o diabetes e outras, devido ao seu poder de diminuir as resistências do organismo e eliminar o importante magnésio.

As farinhas brancas também são contra-indicadas por serem pobres em vitaminas, proteínas e nutrientes fundamentais, além de possuírem produtos químicos e conservantes para evitar fungos e insetos na estocagem.

O sal refinado é também um outro produto prejudicial. O mais aconselhado para uso é o sal marinho puro.

Há diversos outros produtos prejudicais à saúde hoje disponíveis.

Os sistemas de cura através da alimentação são altamente considerados pela medicina holística, obedecendo assim ao postulado ensinado por Hipócrates,[11] o de "fazer do alimento um remédio."

A nutrição ocupa o posto de preocupação prioritária entre os profissionais de saúde e os consumidores informados

Um estudo desenvolvido pelo Instituto de Medicina dos Estados Unidos estabelece o valor diário recomendado de ingestão dos nutrientes mais importantes contidos nos alimentos. Vejamos alguns deles:

Homens

Mulheres

(19 a 50 anos)(19 a 50 anos)

38g ←FIBRAALIMENTAR→   25 g   900

microgramas   ←VITAMINA A   →700

microgramas

90 mg←VITAMINA C   →75 mg

1g←   CÁLCIO   →1 g

8 mg   ←FERRO   →18 mg

11 mg   ←ZINCO   →8 mg

4,7 g   ←POTÁSSIO   →4,7 g

ALFACE   **Fibras   totais**

Potássio

Em 100 g de alface   (Em gramas)   (Em

miligramas)

Lisa 2,3349

Roxa2 308

Crespa 1,8 267

Americana 1 136

As fibras são o que mais importa numa alface. Essa folha possui tanto fibras solúveis quanto insolúveis. As primeiras ajudam no controle do colesterol, das doenças cardíacas e do diabetes. As insolúveis promovem o bom funcionamento do intestino, contribuindo assim para a prevenção do câncer de cólon. A alface é também uma boa fonte de potássio, e o potássio ajuda a eliminar o sódio, e com isso, a equilibrar a pressão arterial. É bom para quem pratica atividades físicas.

Pimentão	Betacaroteno	Potássio
Em 100 g de pimentão cru	(Em microgramas)	(Em miligramas)
Vermelho	580	211
Verde	250	174
Amarelo	230	221

Os pigmentos não apenas tornam os alimentos atraentes: têm também função nutricional. No caso dos pimentões, por exemplo, a cor indica a quantidade de betacaroteno que cada variedade apresenta – e o betacaroteno é um precursor da vitamina A (ou seja, é convertido nela no organismo), importante para a saúde dos olhos. Esse vegetal é também rico em potássio.

Manga

Em 100g de manga fresca

	Vitamina C (Em miligramas)	Fibras (Em gramas)
Palmer	65,5	1,6
Haden	17,4	1,6

Tommy Atkins 7,9   2,1

Na maioria das vezes, as diferenças nutricionais entre variedades de um mesmo alimento são pequenas – mas não no caso da manga. A palmer tem quase quatro vezes mais vitamina C que a haden, e oito vezes mais que a tommy. A variação pode ser afetada também por outros fatores, como o grau de amadurecimento do fruto.

LARANJA   **VITAMINA C**
FIBRAS

Em 100 g de laranja fresca (Em gramas)	(Em miligramas)
Baía 1,1	56,9
Pera 0,8	53,7
Lima 1,8	43,5

A vitamina C é conhecida popularmente como o melhor "remédio" contra gripe e resfriados, por fortalecer o sistema imunológico. Mas, na verdade, tem papel relevante na prevenção de várias outras doenças. Hoje se sabe, por exemplo, que ela é um potente antioxidante – ou seja, protege nossas células contra a ação do oxigênio que as degrada, contribuindo assim para prevenir uma série de males degenerativos e retardar os processos de envelhecimento. Além disso, possui propriedades cicatrizantes auxilia na absorção do ferro, evitando anemias e alergias. Esses são os benefícios da vitamina C em nosso corpo comprovados cientificamente.

Contudo, muita gente recorre à suplementação diária de altas doses desse nutriente com o intuito de prevenir gripes e resfriados. Uma vantagem que os cientistas já provaram que não tem eficácia para pessoas em condições normais. Ensaios com suplementação em doses maiores ou iguais a 0,2 g por dia de vitamina C apontam redução do resfriado comum em apenas um dia (de 12 para 11 dias) em 8% dos adultos. Logo, ao consumir suplementos de vitamina C você sobrecarrega os rins com altas doses sem necessidade.

FEIJÃO Em 100 g de feijão cozido	Ferro (Em miligramas)	Potássio (Em miligramas)	Fibras (Em gramas)	Calorias
Jalo	1,9	348	13,9	93
Preto	1,5	256	8,4	77
Roxo	1,4	268	11,5	77
Rajado	1,4	315	9,3	85
Carioca	1,3	255	8,5	76

A ingestão de ferro é fundamental para o funcionamento do organismo. As células vermelhas do sangue, assim como as células dos músculos, dependem de um fornecimento constante desse elemento, e seu consumo regular ajuda a evitar anemias. O ferro aparece em boa quantidade no feijão; embora esse alimento seja bastante calórico.

BANANA	Potássio	Fibras	Calorias
Em cada 100 g de banana fresca	(Em miligramas)	(Em gramas)	
Figo	387	2,8	105
Nanica	376	1,9	92
Prata	358	2	98
Da terra	328	1,5	128

Maçã 264   2,6   87

Você já ter ouvido dizer que a banana é boa para evitar cãibras. Isso porque a contração muscular involuntária pode ser resultado de um desequilíbrio na taxa de potássio do organismo – e a banana é rica em potássio. É também uma boa fonte de fibras. Bastante calórica, porém, não deve ser consumida à vontade por quem tem dificuldade para controlar o peso.

Medidas simples para preservar os nutrientes

(Cuidados que deve-se ter ao preparar frutas, legumes e verduras para o consumo).

Descascar com cuidado

Perde-se nutrientes ao se retirar uma casca muito grossa, já que debaixo da pele há mais vitaminas do que no centro. O mesmo acontece quando se eliminam as folhas exteriores de algumas hortaliças verdes.

Não deixar de molho por muito tempo.

Prepare verduras e frutas com a maior antecedência possível. Ao mantê-las de molho por mais de meia hora, pode ocorrer perda de vitaminas.

Evite cortar ou partir

Não fazer isso com muita antecedência para não deixá-los expostos.

Cozinhando em água

Parte dos nutrientes fica na água do cozimento. Reduza as perdas colocando os alimentos em água fervendo.

Na panela de pressão

Como tempo de cozimento é menor, há maior aproveitamento nutritivo dos alimentos.

No vapor

No vapor não há perda de sais minerais e se perde muito pouco de vitaminas.

Grelhar é boa opção

Nesse tipo de preparo, as proteínas superficiais coagulam rapidamente, evitando a saída de água do alimento e, por consequência, dos nutrientes.

Óleo abaixo de 175° C

Sempre que possível, evite frituras. Mas, se optar por fritar, use óleo quente até175° C. Não reutilize o óleo escurecido, o que indica degradação. Prefira óleos de amendoim, girassol, milho e soja.

Ao triturar, consumir rápido.

Quando trituramos, há aumento na perda de vitaminas, porque uma grande quantidade de oxigênio entra no alimento. Por isso, consuma purês ou sucos de frutas logo após serem preparados.

No micro-ondas

A rapidez com que os alimentos são cozidos no forno micro-ondas permite que os valores nutricionais não sejam prejudicados. E a radiação não produz efeitos nocivos sobre os alimentos.

Alimentos orgânicos

No final dos anos 70, os produtos orgânicos eram produzidos em pequena escala e bem mais caros que os produtos convencionais. Há poucos anos, eles só podiam ser encontrados em lojas de produtos naturais e feiras de pequenos agricultores. O cenário agora é outro. A procura de alimentos livres de aditivos químicos têm aumentado na mesma proporção da busca por saúde e qualidade de vida. Hoje já é possível encontrar alimentos orgânicos em supermercados convencionais.

De acordo com a maioria dos estudiosos da ciência da toxicologia, a aplicação controlada de fertilizantes e de outros produtos químicos não causa danos à saúde. No entanto, o que preocupa é o uso indevido e abusivo desses produtos por parte dos produtores.

De acordo como o Instituto Biológico de São Paulo, há casos de aplicação de pesticida em culturas para as quais o produto não é autorizado. O Brasil foi incluído entre os países onde há exagero no uso de agrotóxicos pela FAO, órgão das Nações

Unidas para a Alimentação e a Agricultura. É aconselhável a consulta no site a ANVISA, para reconhecer quais produtos estão mais contaminados, e se possível preferir o consumo desses produtos na versão orgânica, livre de agroquímicos. Vale ressaltar que os produtos mais contaminados variam bastante nas épocas do ano e também de ano para ano.

Nove motivos para consumir produtos orgânicos:

1. O consumo de produtos orgânicos protege a saúde.

Os resíduos dos aditivos químicos, pesticidas, hormônios de crescimento, antibióticos que permanecem nos alimentos a longo prazo podem provocar reações alérgicas, respiratórias, problemas neurológicos, distúrbios hormonais (em homens e mulheres), desenvolver determinados tipos de cânceres, diminuição da fertilidade (redução do número de espermatozóides).

2. Os alimentos orgânicos são mais nutritivos.

Embora ainda exista muita discussão a respeito do assunto e nenhum consenso científico, solos mais ricos e balanceados com adubos naturais produzem alimentos com maiores concentrações de nutrientes, fito químicos antioxidantes, como polifenóis e carotenóides, que os alimentos produzidos convencionalmente.

3. Sabor e aroma mais intensos.

A ausência de agrotóxicos ou produtos químicos contribui para o sabor e o aroma naturais. Além disso, frutas e vegetais orgânicos crescem mais lentamente e tendem a ser menores.

4. O produto orgânico é certificado.

Tem origem sempre de fontes confiáveis.

5. Protege futuras gerações de contaminação química. A intensa utilização de produtos químicos na produção de alimentos afeta o ar, o solo, a água, os animais e as pessoas. A agricultura orgânica exclui o uso de fertilizantes sintéticos, agrotóxicos ou qualquer produto químico, e tem como base de seu trabalho a preservação dos recursos naturais.

6. Evita a erosão do solo.

Através de técnicas agronômicas, o solo se mantém fértil e permanece produtivo ano após ano. A erosão também pode ocorrer no sistema orgânico, mas a auditoria da certificadora exigirá que seja evitada.

7. Protege a qualidade da água.

Os agrotóxicos utilizados nas plantações atravessam o solo, alcançam os lençóis d'água e poluem rios e lagos.

8. Restaura a biodiversidade, protegendo a vida animal e vegetal.

A agricultura orgânica respeita o equilíbrio da natureza, criando ecossistemas saudáveis. A vida silvestre, parte essencial do estabelecimento agrícola é preservada e áreas naturais são conservadas (nascentes de água são protegidas, as áreas desmatadas são reflorestadas, os animais e a vegetação nativa são preservados).

9. Ajuda os pequenos agricultores.

Em sua maioria, a produção orgânica provém de pequenos núcleos familiares, que tem na terra a sua única forma de sustento.

A desvantagem do consumo desses alimentos ainda é o preço, geralmente é mais alto do que o de produtos convencionais. A boa notícia é que o preço pode diminuir quando a produção e o consumo aumentarem. Na impossibilidade de adquirir um alimento orgânico, lavar bem os vegetais em água corrente e remover a casca dos vegetais e frutas ajuda a reduzir parcialmente os resíduos dos agrotóxicos.

Alimentos funcionais

Seja pela melhora na disposição ou pelo reforço no sistema imunológico, o consumo de alimentos funcionais estão em grande evidência nos tempos atuais.

Além de nutrir, eles possuem um papel específico na prevenção ou no combate de alguma doença.

A aveia, por exemplo, é um alimento funcional, pois contém naturalmente fibra solúvel, que pode ajudar a reduzir as taxas de colesterol.

Chia, linhaça, soja, brócolis, maçã, alho e cebola também são alimentos naturais funcionais.

A seguir, alguns alimentos funcionais naturais que estão sendo indicados atualmente por nutricionistas e profissionais da área da saúde.

Chá vermelho, chá branco, chá-preto e chá-verde.

Popularizado na medicina chinesa, o chá-verde revitaliza e equilibra as funções do aparelho digestivo, promovendo o melhor aproveitamento dos alimentos. Também acelera a queima de gorduras extras, segundo recente estudo da Sociedade Americana de Nutrição. Além disso, os polifenóis, antioxidantes presentes no chá, evitam a ação destrutiva das moléculas de radicais livres que degeneram as células, auxiliando no combate ao envelhecimento. O chá ainda contém potássio, manganês, ácido fólico e as vitaminas C, K, B1 e B2.

A recomendação é beber duas xícaras por dia.

Hoje, derivações do chá-verde também começam a ser conhecidas. O que nem todo mundo sabe é que ele vem da mesma planta, a camellia sinensis (árvore do sudeste asiático), mas são colhidos e processados de formas distintas. As propriedades são as mesmas, o que muda são a cor e o sabor. Enquanto o verde é feito com as folhas, o chá branco é extraído de gomos das partes superiores da planta. Já o vermelho ganha a coloração após passar por fermentação. No chá-preto, são utilizadas folhas e caules na fermentação.

Linhaça

Uma colher de sopa de sementes de linhaça tem cerca de 62 calorias, 3,9 gramas de fibras, 3 gramas de ômega 3 e 0,9 grama de ômega 6. Fonte de tantos nutrientes, a linhaça também é fundamental por conter uma substância chamada lignana, que atua na prevenção do câncer de mama. A linhaça ajuda ainda a suavizar os sintomas da menopausa, por apresentar uma estrutura química similar ao estrógeno.

A semente inteira faz bem ao intestino. Os benefícios se multiplicam quando ela é moída ou triturada, liberando os óleos e nutrientes.

Chia

Eleita entre os adeptos da alimentação saudável, a chia é conhecida também como sálvia hispânica e tem origem na América

Central. Os grãos são pequenos, fáceis de mastigar e digerir, mas não têm sabor.

O óleo de chia é um dos grandes atrativos em termos de nutrição por ser fonte de ácidos graxos essenciais: ômega 3 e ômega 6. A chia concentra altos teores de fibras solúveis, que, além de atuar na prevenção de cardiopatias, promovem saciedade, portanto, podem auxiliar na manutenção do peso.

Trigo verde

De origem síria, o trigo verde é consumido pelos árabes há mais de 4 mil anos. Ele faz parte do grupo dos supergrãos, ou seja, aqueles alimentos que concentram bastante nutrientes - fibras, proteínas, gorduras boas ou antioxidantes – e que, por isso, atuam na prevenção de doenças. O trigo verde entra nessa categoria por seu alto número de fibras, até cinco vezes maior do que o arroz integral, e por ser superproteico.

Quinoa

Vinda dos Andes, a quinoa tem os mesmos nutrientes de cereais como arroz e trigo. O diferencial está nas suas quantidades significativas de ômega e ômega 6, aliados essenciais na prevenção de doenças cardiovasculares e na redução do colesterol. Rica em proteínas, ela ajuda no fortalecimento muscular, favorecendo os esportistas.

A quinoa ainda contém cálcio e vitaminas do complexo B, essenciais para o bom funcionamento do sistema nervoso e para a síntese de hormônios. As fibras dão a sensação de saciedade e, consequentemente, facilitam o emagrecimento. Ela também é rica em zinco, nutriente que atua no fortalecimento do sistema imunológico e nas cicatrizações. Por fim, é recomendada para celíacos, pois não contém glúten.

Soja amarela

Grão sagrado para os chineses, a soja amarela é consumida há 5 mil anos no oriente. Versátil, concentra em sua composição uma grande quantidade de nutrientes benéficos: proteínas de alto sabor biológico, fibras, vitaminas do complexo B, vitamina E, ácido fólico, minerais como ferro, cálcio, fósforo e potássio, além de fito esteróis e isoflavonas. A isoflavona, principalmente, ajuda a evitar uma série de doenças, como colesterol e diabetes, enquanto o fitoestrógeno combate os efeitos colaterais da menstruação e da menopausa.

Para ser mais facilmente ingerida, é indicado retirar a película do grão, após fervura de 5 minutos.

Soja preta

A soja preta concentra na casca uma substância chamada antocianina, um fito químico de ação antioxidante, responsável por sua coloração. Todos os alimentos que possuem esse pigmento, como o repolho roxo, têm agregado esse poder.

O consumo de alimentos que são fonte de antocianina é importante na prevenção do envelhecimento precoce, além de proteger o organismo de doenças cardiovasculares.

Assim como a soja amarela, a soja preta é rica em isoflavona, o fito químico que previne contra o câncer; principalmente do colo do útero, próstata e mama.

A antocianina possui ainda ação antiobesidade, porque diminui a absorção de glicose e gordura.

Blueberry

Todas as frutas vermelhas possuem propriedades antioxidantes devido à antocianina, pigmento que caracteriza a cor e neutraliza os radicais livres.

O blueberry protege o fígado e faz um papel parecido com o do estrógeno, hormônio que combate o envelhecimento. Ele contém o dobro da quantidade de antioxidantes presentes no espinafre e o triplo em relação à laranja, e ainda um alto grau de resveratrol. Esse componente encontrado nas uvas, e portanto no vinho, também reduz o risco de doenças cardíacas e câncer.

Folha de pitanga

Originária da América subtropical e cultivada nos Estados Unidos, na Argélia e na Índia, esta folha é bastante utilizada na medicina popular. Há vários estudos referendando os usos populares na folha de pitanga pelos efeitos anti-hipertensivo, estimulante, antimicrobiano e antioxidante.

SEGUNDA PARTE

MEDICINA ORTOMOLECULAR, OLIGOELEMENTOS E RADICAIS LIVRES

A medicina ortomolecular é uma terapia da normalização metabólica e tem como objetivo principal o restabelecimento do equilíbrio orgânico através da utilização de agentes antioxidantes, visando à neutralização da ação deletéria dos radicais livres presentes no corpo humano. Essa terapia antioxidante reduz os radicais livres aplicando minerais e oligoelementos[12] aminoácidos-quelatos[13] e vitaminas.

Os radicais livres são átomos ou grupos de átomos muito instáveis e reativos, que por apresentarem um número ímpar de elétrons (elétron desemparelhado) na sua órbita externa, tornam-se ávidos para se combinarem com qualquer substância existente nas proximidades, na tentativa de recuperar a sua estabilidade química. Alguns são produzidos por reações indispensáveis, tais como as reações metabólicas e enzimáticas, porém, quando gerados descontroladamente podem danificar proteínas, lipídios e ácidos nucleados, ocasionando uma série de doenças.

Os radicais livres são importantes para a realização de diversas reações endógenas, sendo deletérios somente quando gerados descontroladamente.

Na atualidade, as doenças oriundas das ações dos radicais livres têm merecido destaque e interesse por parte de inúmeros pesquisadores.
Diversos trabalhos relacionam os radicais livres como o câncer.

Terapia com antioxidantes

Além das enzimas mencionadas anteriormente, as vitaminas e os minerais (incluindo principalmente os micro-minerais, ou oligoelementos) são as principais substâncias antioxidantes que o organismo dispõe para neutralizar as reações dos radicais livres. Fatores ambientais, álcool, fumo, estresse e consumo excessivo de alimentos industrializados contribuem para o não aproveitamento destes nutrientes, ocasionando uma baixa absorção e baixa biodisponibilidade dos mesmos. A reposição externa destes nutrientes, principalmente dos minerais, depara com um inconveniente: a sua baixa absorção. O aumento da administração para tentar compensar a baixa absorção pode torná-los tóxicos para o aparelho digestivo, gerando os conhecidos efeitos colaterais dos sais de ferro, magnésio, entre outros.

Com o objetivo de reduzir as perdas decorrentes da alta eliminação e baixa absorção de alguns minerais, passou-se a administrar estes referidos minerais sob a forma de quelatos. O mineral sob a forma quelata com aminoácidos não sofre ionização no processo digestivo, sendo prontamente absorvido, atingindo mais facilmente os mecanismos que permitam sua distribuição e utilização.

Ao serem metabolizados, geram produtos 100% nutricionais, não liberando radicais indesejáveis, tais como sulfatos, cloretos, carbonatos ou glucomatos.

A toxidade dos minerais (amioácidos quelatos) é substancialmente menor que os minerais comuns, não-quelatos.

A terapêutica ortomolecular se baseia no suprimento de micronutrientes essências ao funcionamento do organismo, em concentrações que garantam a absorção adequada das vitaminas e minerais, evitando a formação de radicais livres.

Os minerais e os microminerais (oligoelementos) são amplamente utilizados em medicina ortomolecular. A diferença básica entre eles é que os minerais existem em quantidades maiores no organismo, e os oligoelementos estão presentes em concentrações bem mais baixas nos líquidos e nos tecidos, muitas vezes apenas como traços. Não obstante, apesar da sua pequena concentração, muitos destes são de grande importância para o funcionamento normal do organismo.

Os principais minerais são o cálcio, o magnésio, o fósforo, o potássio, o ferro, o sódio, o enxofre, o cloro e o iodo; sendo que os quatro últimos não são comumente usados na medicina ortomolecular, salvo em situações especiais.

Os microminerais são o zinco, o cobre, o manganês, o cromo, o selênio, o molibdênio, o flúor, o cobalto; sendo que os três últimos usados muito raramente pela medicina ortomolecular.

Como foi descrito anteriormente, a utilização destes elementos sob a forma de minerais aminoácidos quelatos reduz seus efeitos colaterais e facilita sua absorção.

A importância dos nutrientes minerais tem sido revelada com maior clareza nos últimos trinta anos. Muitos deles eram considerados somente como elementos tóxicos.

Hoje, o papel dos minerais, sejam eles macrominerais (cálcio, magnésio, fósforo, potássio, etc.) ou microminerais (ferro, zinco, cobre, iodo, selênio, manganês, etc), é reconhecido como fundamental para todas as áreas de interesse da prática médica e na nutrição em geral.

O grande problema com que os pesquisadores se deparam é a baixa absorção de alguns minerais na forma de sais, determinada entre outras coisas pelos inúmeros fatores que os tornam inaproveitáveis para o organismo. Entre estes, cabe citar o ácido oxálico, o ácido fítico, fibras, etc. O aumento de dosagem para compensar sua baixa absorção determina também o aparecimento de sintomas ou efeitos colaterais indesejáveis. Neste sentido foram feitos esforços para a elaboração de complementos minerais que suprissem estas deficiências e que tivessem as seguintes características: superassem os baixos índices de absorção dos minerais comuns; fossem bem tolerados pelo organismo, não gerando efeitos colaterais; fossem seguros, não gerando outras formas de desconforto.

A resposta a essas questões foi encontrada nos minerais-aminoácidos quelatos que, diferentemente dos sais minerais, possui uma alta absorção, alta tolerância e baixa toxidade. Sua constituição se resume a minerais e aminoácidos específicos, livres dos indesejáveis ânions (sulfatos, cloretos, etc.), elevando assim sua densidade nutricional. Nos minerais-amioácidos quelatos, 100% de sua composição se metabolizam como puro material nutricional.

Quelatos (do grego chel = garra) são por pura definição formados quando duas ou mais porções separadas e únicas, de uma mesma molécula ligante (aminoácido ou outra), formam uma ligação coordenada como o mesmo átomo do metal. Os minerais-aminoácidos quelatos são comuns na natureza. Por exemplo, o ferro na molécula de hemoglobina, o magnésio na clorofila ou o cobalto na molécula de vitamina B12 são quelatos de minerais em aminoácidos.

A quase totalidade das ligações dos metais no intestino delgado, com o propósito de serem absorvidos, ocorre através da formação de quelatos com as proteínas transportadoras. Os minerais-aminoácidos quelatos são absorvidos intactos, como dipeptídeos[14] estáveis, sem se ionizarem no processo digestivo. O fato de estarem numa forma estável, assegura sua resistência a ligações químicas com os fatores antinutricionais, tais como fibras, fitatos, fosfatos, ácido oxálico e outros que os fariam inaproveitáveis, sendo eliminados com as fezes. Numa comparação dos modos de absorção dos minerais, podemos ter uma idéia da superioridade dos minerais-aminoácidos quelatos sobre as preparações. Os minerais compostos não-quelatos não são bem absorvidos. Os minerais quelatos não são moléculas compostas, mas átomos protegidos por aminoácidos.

O que o organismo necessita são átomos (zinco, cálcio, ferro, etc). Quando os minerais são ingeridos na sua forma composta (cloreto de zinco, carbonato de cálcio, sulfato ferroso, por exemplo), sofrem no estômago, por ação do HCL e enzimas, uma ionização ou separação de compostos, com a liberação de ânions, ou radicais livres; quando produzidos em quantidades exageradas, e absorvidos, passam a prejudicar o organismo.

Portanto, os minerais sendo ingeridos na forma imprópria, ou seja, associados com elementos não nutricionais (sulfatos, cloretos, carbonatos ou glucamatos), são na maior parte eliminados com as fezes. De certo modo, este mecanismo de eliminação devido à ao absorção impede o acúmulo de radicais livres, pois também os ânions são eliminados. Infelizmente, os prejuízos acabam sendo maiores pela menor absorção dos minerais essenciais ao equilíbrio metabólico. Este fator leva à necessidade de um aumento de sua administração, o que os torna tóxicos para o aparelho digestivo, gerando os conhecidos efeitos colaterais dos sais de ferro, magnésio e tantos outros.

Os minerais-aminoácidos quelatos são preparados para se comportarem como os quelatos presentes na própria natureza, tais como o ferro na hemoglobina ou o magnésio da clorofila, o que garante sua absorção e aproveitamento.

Quadro sinóptico de antioxidantes.

Açaí

Considerado um dos mais poderosos antioxidantes, combate um radical livre chamado superóxido e contém antocianinas e ácidos graxos, que protegem as funções celulares. Mais: Como possuem baixo índice glicêmico, quando ingerido ajuda a reduzir a inflamação do organismo, um dos fatores responsáveis pelo envelhecimento.

Betacaroteno

Este pigmento encontrado em alimentos amarelos e alaranjados (como cenoura, abóbora, mamão e manga) é fundamental para a manutenção da saúde da pele e dos cabelos. Além disso, aumenta a imunidade e atua no metabolismo das gorduras, sendo ótimo para consumir antes de exercícios físicos.

Vitamina A

Age contra os peróxidos lipídicos e previne danos à membrana celular. Suas principais fontes alimentares são os vegetais verde-escuros (acelga, escarola, espinafre, folha de brócolis), alimentos amarelo-alaranjados (abóbora, caju, damasco, mamão, manga, pêssego), gema de ovo, óleo de fígado de bacalhau e fígado.

Vitamina C

Rainha-mãe dos antioxidantes, é a mais indicada pelos dermatologistas devido aos efeitos positivos na recuperação da pele envelhecida, já que é uma das responsáveis pela síntese do colágeno. A melhor fonte dessa vitamina são as frutas cítricas (laranja, acerola, entre outras). Ela também pode ser encontrada na versão tópica.

Vitamina E

Atua na manutenção da integridade da pele, amenizando o processo de envelhecimento das células. Essa vitamina é também bastante aproveitada pela indústria cosmética.

Como todo antioxidante de alta performance, a vitamina E (encontrada em óleos vegetais, em folhas verdes e na soja) também ajuda a prevenir as doenças crônicas.

Ácido elágico

É um antioxidante que previne os danos da exposição aos raios ultravioleta e tem efeito foto protetor. É encontrado na amora, framboesa, no morango, nas nozes e em alguns legumes.

Ácido felúrico

Bastante usado em fórmulas manipuladas por dermatologistas para proteger e reparar a pele dos danos provocados pelo sol, o ácido felúrico é um potente antioxidante que age como protetor da membrana celular, dificultando a ação de radicais livres provenientes dos raios UV.

Encontrado na aveia, no farelo de arroz e de milho e no própolis, é facilmente absorvido quando combinado com vitamina E. Auxilia também no ganho e na definição de massa muscular.

Goji Berry

Ainda pouco conhecida nos países sul-americanos, essa fruta asiática é bastante popularizada na Europa por suas propriedades anti-idade e emagrecedoras. Ela é rica em vitamina C e em minerais como zinco e ferro, que auxiliam no equilíbrio hormonal e, por consequência, estimulam a função metabólica.

Essa fruta é cerca de 50 vezes mais nutritiva que a laranja e, um punhado equivalente a uma colher de sopa tem apenas 50 calorias.

Antocianina

Inibe a cão dos radicais livres, impedindo que provoquem alterações nas células, retardando o envelhecimento. Está presente em alimentos como a alface roxa, berinjela, cereja, mirtilo e repolho roxo.

Niacinamida

Uma das formas da vitamina B3, essa substância tem sido utilizada na área médica há algum tempo. Mas seu uso tem crescido na área cosmética devido a seus atributos antioxidantes, antibactericidas e clareadores.

Ela melhora a textura da pele, pois estimula a regeneração do tecido cutâneo, além de evitar que o açúcar se fixe nas fibras da pele, comprometendo sua elasticidade.

Romã.

Além de possuir ácido elágico e antocianinas, que combatem o envelhecimento precoce das células subcutâneas, é rica em fito estrogênios,[15] estruturas vegetais que simulam a atuação do estrogênio no metabolismo, amenizando os sintomas da TPM e da menopausa.

Resveratrol

Presente em grande quantidade na casca da uva roxa, esse polifenol tem ação antioxidante e anti-inflamatória.

Segundo uma recente pesquisa científica, se consumido com frequência, faz a pessoa viver mais.

Suas propriedades benéficas para a pele são exploradas há tempos pela indústria cosmética.

Selênio

Facilmente encontrado na dieta diária (em peixes e em oleaginosas como castanha-do-pará), o selênio, além da ação antioxidante, fortalece o sistema imunológico e intervém no funcionamento da tireóide, ajudando a regular os níveis dos hormônios T3 e T4 e na eliminação de toxinas pelo fígado.

Para o aproveitamento dos benefícios deste mineral, é necessária a ingestão diária de 60 microgramas, o equivalente a três castanhas.

Zinco

Possui ação antioxidante, pois atua nos processos oxidativos e degenerativos que acorrem em nosso organismo, assim previne o envelhecimento precoce da pele. É encontrado principalmente nas ostras e crustáceos, além dos peixes em geral, aves, leite, cereais integrais, feijões e nozes.

TERCEIRA PARTE

HIDRATAÇÃO

Água: muito além do essencial.

Tão importante como a boa saúde e fazer exercícios e cuidar da alimentação, é manter o corpo sempre hidratado.

A água é essencial para o funcionamento do nosso organismo, que é composto em cerca de 70% por líquidos. Ela é o meio de transporte de nutrientes, oxigênio e hormônios por fazer parte do sangue.

Sobretudo nos dias quentes, em que perdemos muito líquido pela transpiração, é preciso consumir o líquido ainda mais do que regularmente.[16] E, diferentemente do que escuta-se falar, a quantidade de líquidos a ser consumida nem sempre é de dois litros, mas, sim, pode variar de pessoa para pessoa.[17]

O valor mínimo a ser atingido é muito variável, pois adultos, crianças e gestantes têm necessidades diferentes e fatores como metabolismo, estrutura corpórea, prática de atividade física e até a umidade do ar alteram esse cálculo.

E, além de ser importante para hidratar o corpo no verão, é uma ótima aliada no processo de emagrecimento. Apesar de não ter nenhuma propriedade emagrecedora ou termogênica, quando associada a alimentos em fibras, contribui para o bom funcionamento intestinal e reduz o estufamento, favorecendo a perda de peso. O mesmo vale para água com gás, que só deve ser evitada por pessoas com problemas estomacais.

Durante a refeição, um copo de 200ml de água sem gás pode auxiliar o processo de digestão. Mas, pessoas com gastrite, refluxo, hérnia de hiato devem procurar não beber durante as refeições para evitar a distensão gástrica.

Os benefícios não estão só no emagrecimento e hidratação do corpo, mas uma recente pesquisa de uma universidade dos Estados Unidos mostra que a água pode regular a pressão sanguínea.

A pesquisa analisou pacientes durante dez anos e, comparando exames, foi possível concluir que o consumo de água estava relacionado com mudanças na pressão arterial. A explicação para isso se deve ao fato de que a água acelera a atividade do sistema nervoso simpático (que está relacionado ao controle de vários órgãos), o que faz os vasos sanguíneos se contraírem. Com essa contração, aumenta a velocidade com que o sangue corre pelos vasos, aumentando a pressão.

Para quem é hipertenso, esse aumenta não chega a ser significativo. Porém, pode ser uma boa forma de controlar a pressão baixa. Outro dado da pesquisa é que em casos de doação de sangue, por exemplo, ingerir cerca de 400ml de água antes, diminui em 20% as chances de desmaiar após doar. Estas descobertas só mostram que a água é muito mais importante e benéfica ao organismo do que se imagina. Portanto, hidratar-se é vital.

Os sintomas da má hidratação

Os sintomas causados pela má hidratação são: desidratação e hipotermia. Desidratação ocorre quando há baixa concentração de água, sais minerais e outros líquidos orgânicos. Sintomas comuns de leve desidratação são dor de cabeça, sonolência, tonturas, fraqueza, cansaço e aumento da frequência cardíaca. Um quadro severo causa queda de pressão arterial, perda de consciência, convulsões e falência dos órgãos.

Hipotermia é quando o corpo perde mais calor do que consegue produzir. No indivíduo, ela é causada quando a temperatura central (e não a axilar) está abaixo de 35°C.

A qualidade da água

O tipo de água a ser ingerida é de muita importância.

A troca de líquidos no organismo deve ser feita utilizando-se a água mais pura possível, rica em oxigênio e em vitalidade de forma a preservar a capacidade vital e a normalidade das funções.

A água das cidades, além de pobre em oxigênio livre (fica parada nos reservatórios e caixas d'água), contém produtos prejudiciais à saúde como o cloro, o sulfato de alumínio, sulfato de cobre e outros agentes químicos utilizados no tratamento da água proveniente dos mananciais. Dependendo da sua origem, essa água pode também conter DDT e outros inseticidas, mercúrio e resíduos de adubos químicos e outros tipos de agrotóxicos. Resulta disso que a água que sai das torneiras, principalmente dos grandes centros, é morbígena e desaconselhada para consumo.

Quando se ingere água que contém baixa taxa de oxigênio e produtos químicos, ocorrem lentas transformações e deposições que estabelecem problemas ainda não previsíveis em toda a sua extensão.

Aconselha-se, portanto, que a água que irá fazer parte do nosso organismo seja pura, de preferência de fontes e nascentes seguras, preferencialmente de locais agrestes, ricos em oxigênio e onde a água se movimenta (riachos e cachoeiras). Esta água, ao contrário, purifica o organismo e enriquece-o de oxigênio e energia vital.

A utilização de águas minerais de fontes, como ocorre em estâncias hidrominerais no mundo inteiro, busca tratar as doenças comuns e revitalizar os organismos debilitados através da ação e do poder das águas minerais. Este método é um dos mais antigos recursos usados pela humanidade.

São famosos os efeitos das águas curativas da Grécia antiga e da Europa.

Hoje, existe critério científico para a utilização racional das águas minerais. Os estudiosos denominam de crenoterapia ou crenologia o ramo da ciência que se dedica ao assunto e explicam os resultados das águas minerais através de suas propriedades.

GLOSSÁRIO

1.Monodietas – São dietas em que se usa apenas um produto alimentício durante um período determinado.

Fazem parte dos sistemas alimentares chamados "dissociativos." Esses sistemas ensinam que o consumo de um alimento apenas, dissociado dos demais tipos, determina intensas modificações no organismo, promovendo o reequilíbrio de funções alteradas e a cura de doenças crônicas.

A técnica ensina que a monodieta só deve ser realizada em curto tempo, variando segundo o objetivo e o produto nutritivo usado.

Obviamente, o uso prolongado determina, ao longo do tempo, carências alimentares, mas, utilizado por um período, estimula o processo de recuperação do organismo. As monodietas mais aplicadas pela medicina holística são a dieta do arroz integral (ver explicação adiante), a dieta do inhame, a dieta do mamão, a dieta do abacaxi, a dieta da uva, a dieta do melão, a dieta do jiló, a dieta da lima da pérsia, e outras.

Aconselha-se a orientação médica gabaritada para a execução de monodietas.

A dieta do arroz integral é um dos tratamentos clássicos que a medicina natural moderna absorveu da macrobiótica, como importante parte da medicina oriental. Ela é realizada num período de dez dias, tempo em que a parte líquida do sangue é geralmente renovada. É também chamada de "dieta de renovação biológica." Produz desintoxicação do organismo graças à presença, no arroz integral, de uma albumina semelhante à clara do ovo. O arroz escolhido é, obrigatoriamente, o orgânico, pois a presença de agrotóxicos no produto pode ser extremamente prejudicial à saúde. A água para o cozimento do arroz deve ser muito pura – a água filtrada das grandes cidades não é aconselhável. O sal a ser utilizado durante a dieta é sempre o sal marinho biológico. Durante a dieta, o único alimento a ser ingerido tem de ser o arroz integral cozido sem óleo ou temperos, apenas com um pouco de sal.

São realizadas apenas três refeições ao dia, sendo que o desjejum é composto de um mingau feito com farinha de arroz integral tostado, água e sal.

A mastigação deve ser prolongada, de pelo menos trinta vezes para o arroz cozido, até que ele se liquefaça na boca; os líquidos durante as refeições devem ser evitados, sendo recomendado o uso de uma xícara de chá de artemísia fraco dez minutos após as refeições.

Em caso de sede, beber pequenas quantidades de água aos poucos, bochechando-a bem antes de engolir.

Essa dieta não deve ser iniciada bruscamente partindo-se de uma dieta comum. Aconselha-se para anteceder a dieta um período de eliminação de cerca de trinta dias em que se esteja consumindo apenas frutas, verduras, legumes, tubérculos, raízes e cereais integrais pelo menos uma semana antes de se iniciar a dieta dos dez dias do arroz. Do mesmo modo, a saída desta dieta não deve ser imediata, mas lenta, incorporando os alimentos utilizados na semana anterior ao início da dieta em questão, na seguinte ordem: nos primeiros dias manter sempre o arroz como prático básico acrescentando outros cereais integrais; nos dias seguintes acrescentar leguminosas e verduras, para depois incorporar os demais.

Nos casos mais difíceis ou sérios, a pessoa que se submete ao tratamento deve estar sob orientação médica adequada. Esta dieta produz inicialmente reações por vezes fortes, diretamente proporcionais ao estado de gravidade ou toxidez do paciente. Geralmente ocorrem dores de cabeça, irritabilidade, sensação de fraqueza, prisão de ventre, gases, flatulência e ansiedade. Estes sintomas são depois gradativamente substituídos por bem-estar, pacificação psicomental, funcionamento intestinal frequente (não se trata de diarréia) e outros. Não raro, surgem espinhas, halitose, fezes fétidas, urina escura, pele grossa e descamação, como resultado do processo de descarga e desintoxicação; também estes desaparecem com o tempo, dando lugar a uma pele mais jovial, hálito "lácteo," olhar mais resplandecente, fezes inodoras que se desmancham com facilidade, urina clara e sem cheiro, cabelos e pelos mais viçosos, como resultado da recuperação da saúde e, conseqüentemente, das funções normais do organismo.

2.Macrobiótica– Termo de origem grega que significa "vida longa," ou "grande vida" (macro = grande, bios = vida). Era usada, obviamente, com outro nome pelos antigos chineses, mongóis, tibetanos e, principalmente pelos zen-budistas, com o intuito de obter um estado físico e psíquico que facilitasse a ascensão espiritual.

É uma ciência baseada no uso de alimentos puros, saudáveis, dialeticamente escolhidos, orgânica ou biologicamente cultivados. É também uma arte fundamentada na milenar filosofia da medicina oriental, empírica ao mesmo que experimental, fácil de praticar e de custos razoáveis. Seu principal objetivo é manter o organismo humano em equilíbrio dinâmico perfeito com as imutáveis leis universais, aumentando com isso o tempo de vida do homem e qualificando-o física, psíquica, mental e espiritualmente em suas mais variadas funções e atividades.

Já em 1798. O Dr. Hufeland, médico da rainha Luísa, da Prússia, e também de Goethe, fazia menção a uma "macrobiótica", ou arte de curar, capaz de prolongar sobremaneira a vida humana e de vitalizar o organismo, evitando assim as doenças. Em seu livro *Macrobiótica — ou a arte de prolongar a vida humana*, estes conceitos eram bem evidenciados. Porém, a macrobiótica só tomou impulso por intermédio de Georges Ohsawa, cidadão japonês, que, conseguindo livrar-se de um mal "incurável" por meio do sistema alimentar japonês antigo, resolveu mostrar ao mundo as suas vantagens. Para tanto, gastou mais de quarenta anos de sua vida na difusão e no estudo do que codificou e batizou o sistema com o nome de "macrobiótica."

Foi graças a esse incansável pesquisador que surgiram no mundo inteiro inúmeros núcleos, entrepostos, clínicas, associações e fazendas para a produção orgânica de alimentos.

Ohsawa observou que a alimentação comum é artificializada, repleta de corantes químicos, aromatizantes perigosos e outros ingredientes inorgânicos, aos quais atribuiu, muito apropriadamente, a causa de grande número de enfermidades, principalmente as que surgiram paralelamente ao progresso tecnológico. Observou também que a alimentação de seus antepassados e dos povos do oriente era bem mais saudável, não tendo havido, entre eles, certas enfermidades.

Foi cogitando acerca desses fatos que resolveu estudar a fundo os métodos antigos de alimentação, resultando o seu esforço na codificação da macrobiótica como a conhecemos.

É importante notar que, graças aos estudos de Oshawa, além de preconizar o emprego de cereais integrais e outros alimentos especiais, a macrobiótica seleciona os produtos nutrientes de acordo com os preceitos e postulados da filosofia do princípio único e da ordem do universo – dois importantes capítulos da famosa filosofia da medicina chinesa (encontrados nos livros clássicos da macrobiótica). Segundo essa filosofia, tudo que existe pertence a uma divisão dialética que classifica os seres e as coisas de uma forma bipolar, ou seja, por meio de um antagonismo complementar. Dessa maneira, tudo é classificado como positivo (yang) ou negativo (yin).

O homem, por exemplo, é yang, a mulher é yin; o dia é yang, a noite é yin; o calor é yang, o frio é yin, e assim por diante, numa seqüência de contrastes que dá atributos yang e yin a todas as coisas.

Esta é a dialética que rege a vida, segundo a filosofia da medicina chinesa. Na verdade, é fácil verificar que os opostos antagônicos/complementares regem vários aspectos da vida. Os alimentos, como todas as coisas, são também classificáveis em yang e yin e, segundo os preceitos da medicina chinesa, transmitirão seus atributos a quem deles fizer uso, tornando-se mais yang ou mais yin segundo as características do alimento que ingerimos. O segredo fundamental, então, é permanecer no ponto de equilíbrio, eqüidistante dos extremos yang e yin.

A macrobiótica trouxe do extremo oriente a filosofia do Princípio Único e da Ordem do Universo, expressas no antagonismo complementar, dos pólos yin e yang. Isto contribuiu enormemente para a formação e a evolução da nova medicina, graças ao entendimento dialético da vida que esse milenar campo de conhecimento nos proporcionou. A filosofia do yin/yang não é complexa como parece, mas bastante simples. Tudo no universo é regido por forças antagônicas e complementares; os pólos dessas forças foram denominados yin e yang, ou negativo e positivo. Fundamental nesse entendimento é admitir que tudo muda e que os elementos da natureza são efêmeros. Em posse dessa consciência, deve-se conduzir a vida de acordo com essa realidade. Estas duas forças são sempre opostas e antagônicas, mas ao mesmo tempo são complementares, porque estão sempre cooperando e combinando-se, tanto dentro do corpo como fora dele. Yin é o nome dado à força que produz expansão. Água, árvore, flores, etc, são elementos "expansivos" na natureza, uma vez que a sua tendência essencial é continuamente preencher as dimensões do espaço. Certos frutos crescem rapidamente e logo são maiores que outros, que demoram mais para crescer. A força destes frutos, que os faz crescer rapidamente e tornar-se maiores que os outros, é yin. Portanto, considera-se yin qualquer coisa que cresce relativamente bastante, num espaço de tempo relativamente curto.

Uma coisa não é rotulada de "yin" apenas por causa do seu tamanho avantajado. Assim como todos os atributos polares de yin e yang, "tamanho" é uma qualidade relativa, pois as dimensões das coisas são "grandes" ou "pequenas" quando comparadas entre si. Uma coisa que é "maior" que a outra é considerada mais "yin"; a coisa menor é "yang", mas não pode formar uma idéia de proporções fixas. Na verdade, tamanha é frequentemente a identificação atribuída a yin, mas não é a sua única qualidade. Yin é força que produz expansão.

Drogas, por exemplos, tendem a nos expandir de todos os modos, tanto fisiológica como mentalmente. O álcool tende a produzir o mesmo efeito. Em outras palavras, yin é dispersão. Elementos que nos tornam entorpecidos ou estimulados, quando tomados como alimento ou remédio, podem ser qualificados como yin.

É preciso uma grande força de contenção (yang) para balancear a grande expansão criada por yin (drogas, açúcar, etc.).

É devido a esta dificuldade de manter o equilíbrio que surgem todas as espécies de doenças. Em resumo, a força yin é o oposto da contenção. Yin sempre tende a expandir-se, em contraste com a força yang, que tende a contrair. Yang é a força que tende a contrair as coisas, a torná-las densas e pesadas; a sua tendência, ao contrário de yin, é levar os elementos a se contraírem até o máximo de suas possibilidades. Qualquer elemento que seja continuará a contrair-se enquanto a força yang for dominante. Quando a força se exaurir, então o elemento tende a expandir-se. Num exemplo prático, o sal é yang: mergulhar vegetais na salmoura é um processo yang que tende a reduzir os vegetais – enquanto houver sal dentro e em volta dos vegetais, eles continuam diminuindo de tamanho. Se é usado pouco sal nas verduras, elas estragam e eventualmente apodrecem. A qualidade yang do sal é que as preserva, e quanto mais forem salgadas, mais yang serão. Tempo e sal, junto com o calor e pressão, são as forças yang mais fortes da natureza. Os frutos geralmente são dominados pela força yang. O famoso "ginseng," por exemplo, é uma raíz extremamente yang. Algumas raízes são mais yang que outras. Em geral, quanto menor a raíz, mais yang ela é, mas não é sempre assim. Algumas raízes são grandes, mas porque crescem em regiões frias ou montanhosas por um longo período de tempo, são yang. O que tem qualidade yang não causa entorpecimento como yin. O sal, o molho de soja (shoio) e o ginseng são eficazes na eliminação de tais males yin. Entretanto, o que é yang não deve ser tomado em quantidade exagerada, uma vez que o excesso de alguma coisa tende a produzir o seu oposto.

Yin tem tendência à expansão. Yang à contração. A saúde e a harmonia dependem do efeito contrastante de ambos, isto é, o equilíbrio.

Para facilitar nossa compreensão, é bom entendermos yang como "atividade" e yin como "passividade." Este princípio é bem ilustrado pelo calor e pela atividade do sol em oposição ao frio e à passividade da lua. A atividade de yin e yang é demonstrada de vários modos. Por exemplo, existe mais atividade "visível" no verão do que no inverno. Muitos dos frutos que crescem no clima quente são mais ou menos yin, enquanto as plantas, especialmente as raízes, que crescem em clima frio, são yang. Esta relação recíproca entre yang e yin pode ser ilustrada da seguinte maneira: o cacto desenvolve-se no clima quente. Cresce na terra seca, mas tem uma grande quantidade de líquido em si.

Vemos assim, por que um clima quente (yang) produz frutos suculentos (yin) tais como laranjas, papaias, melões, etc. Ao contrário, um clima mais frio produz produtos pequenos ou nenhum fruto. Esta é a razão por que muitas plantas morrem no inverno. A atividade reaparece com a chegada de novas plantas e frutos. A atividade de yin e yang afeta o homem no mais íntimo do seu ser. Quando está frio (yin) o homem procura o calor (yang) e vice-versa. Esta mudança de yin para yang pode afetar o homem se ele não se adaptar às novas condições; por isso, deve-se ter cuidado quanto às mudanças dietéticas e climáticas, pois ambas são coisas profundamente interligadas.

A alimentação afeta igualmente a sua condição humana e saúde. Assim como o clima nos afeta de fora, assim também o alimento, seja doce ou salgado, líquido ou seco, temperado ou ácido, forma um "clima" dentro do organismo, provocando mudanças internas importantes.

Alguns alimentos produzem mais sede que outros – muito sal exige mais água.

A boa cozinheira conhece um segredo bem simples, que yin não pode agir bem sem a presença do yang. O sal e a água, quando adicionados na medida certa ajudam a dar o paladar ideal.

Cada coisa exige o seu oposto, para que as suas qualidades apareçam.

Já foi visto que existe uma atração mútua entre yin e yang. Esta atração de yin e yang e vice-versa pode ser controlada, dependendo de que a experimenta.

O homem sábio, consciente da atração natural entre yin e yang, toma cuidado para que o desejo não obscureça a sabedoria. Sem esse entendimento, a pessoa comum deixa-se governar pelas atrações momentâneas, comendo ou bebendo em excesso. Assim aprendemos que um homem livre é aquele que aceita estas duas forças como expressão da lei natural, não é prejudicado por elas.

Um dos processos de cura da medicina oriental é o uso dos alimentos equilibrados em suas cargas ou atributos yang e yin, para corrigir os desequilíbrios (concentrações exageradas de yin ou de yang) como causas básicas de todas as doenças.

Outras formas de tratamento da medicina oriental, como a acupuntura, a fitoterapia chinesa ou hindu têm o mesmo propósito de cura através do restabelecimento do equilíbrio das cargas ou forças yin/yang do organismo.

3.Alimentação ayurvédica.

Na Ayurveda, a alimentação não se baseia em quantidades, seja de carboidratos, gorduras, proteínas ou calorias, minerais e vitaminas. A Ayurveda busca nos dar o conhecimento necessário para termos uma alimentação naturalmente balanceada, nos aproximando mais da natureza, conhecendo melhor o nosso corpo e suas necessidades.

Objetivo

O objetivo das dietas alimentares na Ayurveda é ajudar a promover o equilíbrio dos elementos e de sua interação no corpo humano, tomando por base a constituição individual de cada pessoa (dosha).

A Ayurveda define seis sabores ou "rasas", que são uma derivação da combinação dos cinco elementos da Natureza ou "bhutas".

1. **Doce** - Produzem contentamento e prazer, acalmando os doshas *Vata* e *Pitta*, mas, agravando *Kapha*. Na Ayurveda são considerados alimentos doces: açúcar, mel, arroz, trigo, leite, creme de leite, manteiga, carnes, óleos, ghee e quase todos os grãos.

2. **Ácido** - Despertam a mente e os sentidos, acalmando o dosha *Vata*, mas, agravando *Pitta e Kapha*. Alimentos ácidos: limão e outras frutas ácidas, queijos e iogurte (devido a fermentação), tomate, vinagre, entre outros.

3. **Salgado** - Acalmam os nervos e diminuem a ansiedade, acalmando o dosha *Vata*, mas, agravando *Pitta e Kapha*. O sal é um alimento salgado e está presente em diversos outros alimentos.

4. **Pungente** - Abrem à mente e os sentidos acalmando o dosha *Kapha*, mas, agravando *Vata* e *Pitta*. São considerados alimentos pungentes: pimentas e Temperos em geral, alho, cebola, gengibre, rabanete, entre outros.

5. **Amargo** - Clareiam os sentidos e as emoções, acalmando os doshas *Pitta* e *Kapha*, mas, agravando *Vata*. Alimentos amargos: verduras amargas como chicória, rúcula, almeirão, entre outras, espinafre, ervas amargas, entre outros.

6. **Adstringente** - Acalmam mentes irritadas ou nervosas, clareiam os sentidos e as emoções e removam a letargia, acalmando os doshas *Pitta* e

Kapha, mas, agravando ***Vata***. São considerados alimentos adstringentes: feijões, lentilhas, maçã, pêra, repolho, brócolis, couve-flor, batatas, entre outros.

Devemos considerar ainda as qualidades ou "gunas" dos alimentos, que podem ser: quentes ou frios, secos ou oleosos, leves ou pesados. Nossas dietas básicas devem levar em consideração nossa constituição, a presença dos seis sabores e a qualidade dos alimentos.

RESUMO

SABORES (Rasas)	ELEMENTOS (bhutas)	ACALMAM	AGRAVAM
Doce	Água e Terra	Vata e Pitta	Kapha
Ácido	Fogo e Terra	Vata	Pitta e Kapha
Salgado	Fogo e Água	Vata	Pitta e Kapha

Pungente	Ar e Fogo	Kapha	Vata e Pitta
Amargo	Éter e Ar	Pitta e Kapha	Vata
Adstringente	Ar e Terra	Pitta e Kapha	Vata

QUALIDADES (Gunas)	ACALMAM	AGRAVAM
Quente	Vata e Kapha	Pitta
Frio	Pitta	Vata e Kapha
Seco	Pitta e Kapha	Vata
Oleoso	Vata	Pitta e Kapha
Leve	Kapha	Vata e Pitta
Pesado	Vata e Pitta	Kapha

Então de acordo com o que foi dito acima, uma dieta para acalmar Vata, deve, dentro do possível privilegiar os sabores doce, ácido e salgado, e as qualidades quente, oleoso e pesado. Observe, porém, que isso não significa se empanturrar de tortas e frutas e salgadinhos após comer carne com bastante gordura e frita no óleo. Equilíbrio e moderação são fundamentais! O mesmo raciocínio pode ser feito para os demais doshas. Quando dois ou mais doshas são dominantes, devemos buscar o equilíbrio entre os sabores e qualidades, observando sempre qual dosha está em desequilíbrio, ou agravando, no momento e acalmando o mesmo. É importante notar que esta busca pelo equilíbrio é permanente, uma vez que há muitos outros fatores atuando em nossos corpos que apenas nossa alimentação.

Devemos considerar que a vida possui seus ciclos e estes passam pelos três doshas: Vata, Pitta e Kapha. Deste modo temos os **ciclos diários e sazonais,** quando a natureza nos apresenta condições gerais ou qualidades que refletem de um modo ou de outro as qualidades de cada dosha. Vejamos como estas se comportam.

Doshas e Horários	Ciclo	Ciclo

diários	Diurno	Noturno
Kapha	06:00 - 10:00	18:00 - 22:00
Pitta	10:00 - 14:00	22:00 - 02:00
Vata	14:00 - 18:00	02:00 - 06:00

No período Kapha da manhã, nos encontramos vagarosos, pesados, relaxados e calmos, prontos para um dia repleto de atividades.

Segue-se o período Pitta, já plenamente despertos e no auge de nossa atividade física. O pico do horário Pitta, por volta do meio dia, é justamente o melhor horário para o almoço.

Pela tarde, segue o período diurno de Vata, quando estamos no auge de nossa criatividade. Após este período inicia-se um segundo ciclo ou noturno.

Com a chegada da noite o corpo começa a retornar as qualidades de Kapha, mais tranquilo e relaxado, ideal para uma refeição leve e igualmente tranqüila.

O Pitta noturno nos serve para completar a digestão da refeição do horário Kapha, mas, agora é menos intenso que o do meio dia. Serve para recompor as energias, reconstruir os tecidos e, principalmente, para digerir as idéias, as sensações e emoções do dia.

Após este, chega o ciclo noturno de Vata, horário do sono profundo, dos sonhos, de deixarmos nosso corpo repousar em paz para um novo ciclo diurno.

A natureza também apresenta ciclos sazonais, por isso as qualidades (gunas) de cada estação do ano influenciam nossa constituição (dosha), então devemos adaptar nossas dietas alimentares e rotinas diárias a cada estação.

DOSHAS	ESTAÇÕES	MESES	QUALIDADES (gunas)
Kapha	Primavera / Verão	Set a Dez	Fria e úmida
Pitta	Verão / Outono	Dez a Abr	Quente e úmida
Vata	Outono / Inverno	Abr a Set	Frio, seco, com ventos

4.Jejum – Uma das terapêuticas mais antigas que se conhece. Ele tem a importância fundamental no tratamento de várias enfermidades devido aos seus efeitos desintoxicantes e protetores do organismo. Muitas vezes, um simples jejum de um dia cura completamente uma gripe em início e outras enfermidades.

Fisiologicamente, o jejum traz benefícios incalculáveis, principalmente às pessoas que fazem uso de grandes quantidades de alimento e se encontram, por isso, intoxicadas.

Estudos mostraram que o jejum purifica o sangue, qualifica a função das células, potencializa as glândulas em geral, acalma, normaliza distúrbios metabólicos e retira toxinas profundamente localizadas.

Em muitas tradições religiosas, o jejum é feito todos os meses, durante alguns dias, para o descanso necessário do organismo.

É necessário deixar claro que o jejum deve ser praticado sob orientação médica nos casos graves. Nos casos benignos, a orientação pode ser dada por pessoas experientes no assunto ou por um orientador especializado.

Segundo Hipócrates, o jejum é a "terapia universal," capaz de curar todos os males, quando bem executado.

Existe uma tradição milenar na utilização

do jejum para curar doenças e elevar o grau da espiritualidade.

Hoje, a prática quase caiu em desuso, mas vem sendo mais adotada com o avanço da medicina holística.

Existem muitos tipos de jejum. São conhecidos os jejuns parciais, quando são utilizados também sumos vegetais e de frutas, chás, alimentos (neste caso, trata-se mais de uma monodieta do que propriamente de um jejum).

Na verdade, o jejum perfeito é aquele em que nem mesmo água é usada. Dependendo da técnica, dos objetivos e da capacidade da pessoa que o pratica, o jejum pode ser curto ou prolongado. Na maioria dos casos, um jejum curto de um dia pode ser aconselhado para ser praticado mensalmente (dormir sem nada comer, passar o dia seguinte sem ingerir e só alimentar-se na manhã do outro dia). Jejuns mais longos necessitam de orientação e acompanhamento abalizado quando o praticante não tem experiência suficiente.

Aconselha-se, antes de entrar em jejum, uma eliminação gradativa e relativamente longa de alimentos comuns, caso a pessoa não pratique uma dieta natural pura.

Em qualquer situação, convém diminuir gradativamente também o volume de alimentos.

É muito perigoso executar o jejum além de dois dias quando se pratica uma alimentação comum, rica em carne animal, açúcar branco, massas brancas, guloseimas e quando se come demais.

Nenhuma modificação brusca em termos de dietética é bem tolerada pelo organismo. No jejum, principalmente naqueles mais prolongados, ocorre um processo de desintoxicação profunda e intensa, com a depuração de "sujeiras" muito antigas. Os intestinos recuperam-se, as células renovam-se e as funções metabólicas são vitalizadas.

Afirma-se que o jejum descansa o organismo e prolonga a vida. Porém, estes resultados só são obtidos quando se alcança o "estado de jejum," ou seja, uma condição em que uma "ordem" generalizada de limpeza ocorre no corpo a partir da ausência total de alimentos no tubo digestivo. Daí a desvantagem dos jejuns parciais onde esta condição raramente é atingida.

5. George Oshawa - Foi um filósofo japonês, fundador da macrobiótica. Georges Ohsawa perdeu a mãe de tuberculose quando ele tinha dez anos. Logo depois, suas duas irmãs e seu irmão morreram da mesma doença.
Com a idade de 16, ele estava sozinho e sofrendo de tuberculose, mas conseguiu se curar, graças ao seu método de cura, que em seguida, foi exportado para a Europa com suas contribuições pessoais; pois acreditavam que seriam mais acessíveis aos ocidentais.

Há quase 60 anos, ele publicou o seu método, que ele chamou de macrobiótica, e ensinou filosofia em que assenta hoje esta disciplina de energia consciente. Ele dedicou toda a sua vida para vislumbrar o que é o chamado o segredo da saúde, liberdade infinita, felicidade eterna e absoluta da justiça no mundo ocidental. Morreu aos 73, em sua casa, vítima de um ataque cardíaco.

Ele escreveu vários livros, principalmente em francês, que foram traduzidos para o espanhol como segue:

O livro da vida macrobiótica
O livro de judô
A ordem do universo
Filosofia da medicina Extremo Oriente
Macrobiótica Zen.

6.Tofú - Descoberto na China há mais de 2.000 anos, é preparado atualmente em quase 40.000 fábricas no Japão. O tofú é, de todos os produtos obtidos a partir do feijão de soja, o mais consumido em toda a Ásia Oriental.

Quando consideramos os benefícios de um regime alimentar sem carne e procuramos uma outra fonte de proteínas, é habitual perguntar-se: "O que deverá ser usado em substituição da carne?" A resposta do Oriente é: tofú.

Feito a partir do feijão de soja (fonte importante de proteínas vegetais) água e um coagulante natural - o nigari (sal mineral natural concentrado) - este produto oriundo do Oriente (China e Japão), aonde vem sendo produzido e consumido em larga escala desde os tempos mais remotos da história, só muito recentemente surgiu no Ocidente, como alternativa ou suplemento para regimes alimentares baseados em proteínas animais.

De sabor adocicado, o tofú - ou queijo de soja - desde logo passou a ser objeto de estudos e preparações culinárias por parte dos ocidentais.

Dado que possui notável versatilidade, não foi difícil adaptá-lo à cozinha ocidental, dando origem a uma variedade enorme de aplicações e receitas bem saborosas e nutritivas. É o único dos alimentos de alto valor protéico que, simultaneamente, tem um valor calórico baixo, uma percentagem de gorduras saturadas escassa e total isenção de colesterol. O seu consumo pode ser de vital importância para garantir a boa saúde e longevidade.

O tofú é uma excelente fonte de cálcio, um mineral essencial para a construção e manutenção dos ossos e dentes. É também rico em outros minerais, como o ferro, o fósforo e o sódio e, ainda, em vitaminas do complexo B e vitamina E.

Trata-se de um alimento que convida a uma vasta experimentação e criatividade. Pode ser apreciado nas mais diversas formas, dia após dia, proporcionando-nos riqueza de sabor e proteínas nas nossas refeições diárias.

7.Missô - Produto fermentado produzido a partir de uma mistura de soja, arroz e sal marinho. Primeiro é preparado o koji, uma espécie de pasta de arroz cozido, sobre a qual é inoculado um fungo, o Aspergillus oryzae, para que ocorra a fermentação. Depois, a soja (cozida), o sal marinho e a água são acrescentados ao koji. A mistura passa então por uma segunda fermentação - que "quebra" os carboidratos e proteínas - até adquirir a consistência desejada, o que pode levar até seis meses. O resultado é uma pasta levemente salgada para ser usada em sopas, patês, como tempero de saladas e refogados e até como molho para macarronadas. A combinação da soja com o arroz garante a ingestão de todos os aminoácidos essenciais, os blocos construtores das proteínas que o organismo não consegue produzir. Na medicina natural, o missô é tido como excelente desintoxicante do organismo, pois reconstitui a flora intestinal, além de manter a pele bonita.

Um aviso: os médicos naturalistas recomendam que o missô seja acrescido ao prato no término de seu preparo, pois a fervura pode reduzir seu poder nutritivo e o medicinal.

8.Crudivorismo - O crudivorismo é uma prática alimentar que consiste em comer apenas alimentos crus:
- Comer apenas o que nasce na natureza.
- Disso, só comer aquilo que temos vontade, apenas na quantidade que o corpo pede e quando sentimos fome.
- Consumir os alimentos assim como a natureza nos oferece, sem misturar, sem temperos, sem aquecer.
- Sempre que possível, comer os alimentos isentos de adubos químicos.

No crudivorismo, os alimentos são comidos no estado natural, crus, sem o recurso a conservantes, temperos, fermentações ou preparos culinários.

Apesar de se supor pouco praticada na atualidade, esta modalidade alimentar já teve muitos adeptos, antes de cair em desuso por algum tempo, e agora está a reaparecer.

É inquestionável que os seus seguidores se fundamentam em princípios onde é difícil não encontrar lógica:

- O homem é o único animal que cozinha os alimentos, destruindo com isto as suas propriedades nutritivas. A quase totalidade das enzimas, que são extraordinárias para o aparelho digestivo, perdem-se, mesmo na simples cozedura, e a água fisiológica dos vegetais, quando não se evapora, dilui-se demais ou é indesejavelmente transformada, deixando o alimento destituído dos seus princípios vitalizantes. Os minerais passam do estado orgânico, assimilável, a um estado inorgânico de difícil aproveitamento;

- Sempre que ingerimos alimentos cozinhados, produz-se um fenômeno que se designa cientificamente por leucocitose digestiva. Ao detectar a presença de substâncias alheias à fisiologia humana, o sistema imunológico julga-se invadido e liberta os leucócitos para as combater, agindo como se estivéssemos no meio de uma epidemia (uma vez que a prática errada ocorre em todas as refeições). É para tentar atenuar este inconveniente que os dietistas aconselham o consumo de saladas em todas as refeições, pretendendo enganar desta forma as nossas defesas naturais.

- Estamos preparados para digerir e assimilar alimentos crus (naturais);

- Do ponto de vista moral, é difícil justificar o ato de matar, quando se sabe que tal não é necessário e serve apenas para gratificar o paladar, por breves instantes... e em prejuízo da nossa saúde!

Se comemos alimentos cozidos, há um aumento dos glóbulos brancos após a refeição — como se tivéssemos ingerido veneno. O nosso sistema imunológico, neste caso, está ocupado de manhã até à noite enfrentando os tóxicos que introduzimos com a alimentação aquecida, em vez de se defender contra germes e destruir células cancerígenas.

O médico suíço, Dr. Max Bircher-Benner (1867-1993), ouviu falar dos incríveis efeitos da alimentação crua. Experimentou e ficou perplexo com o resultado. Naquela época, todas as crianças com doença abdominal morriam. A clínica pediátrica do Hospital Universitário de Zurique encaminhou quatro crianças ao Dr. Bircher-Benner. Retornaram curadas. A sua alimentação consistia, principalmente, em bananas frescas, depois substituídas por maçãs frescas, com o mesmo resultado. Também as crianças diabéticas foram beneficiadas com uma dieta exclusiva de frutas frescas. O Dr. Bircher-Benner apresentou ao Dr. Joseph Evers, na Alemanha, três pacientes que ficaram livres de esclerose múltipla, uma doença considerada incurável. O Dr. Evers começou, então, a tratar pacientes portadores de esclerose múltipla e outras doenças consideradas incuráveis, com resultados surpreendentes. Em reunião da Associação Alemã de Neurologia, o Dr. Evers apresentou suas radiografias e a estatística, mostrando que — ao iniciar a alimentação com frutas e verduras frescas dentro do período de um ano após o aparecimento dos sintomas — 94% dos portadores de esclerose múltipla ficavam curados. O Dr. Evers, falecido em 1975, não utilizava medicamentos, somente alimentação. O Dr. Honekamp, director clínico de uma clínica psiquiátrica alemã, documentou, no seu livro sobre a cura de doenças mentais com produtos naturais, como conseguiu curar pela alimentação crua, com poucas excepções, os pacientes internados na sua clínica. Entretanto, ele mostrou que a esquizofrenia crônica só pôde ser curada após quatro anos. Tudo foi esquecido até recentemente, quando o físico Fritz Popp descobriu que os nutrientes vivos irradiam fotões. Essas pequenas partículas de luz aparentemente protegem o sistema imunológico e destróem células cancerígenas. Quando aquecemos os alimentos vivos, a irradiação torna-se muito forte e depois cessa — os alimentos estão mortos.

Se fosse necessário manter apenas três grandes princípios da alimentação sadia,

seria a regra que respeita os três "V":
V para vegetal, isto é, dar o lugar preponderante na nossa alimentação aos alimentos de origem vegetal, consumindo apenas pequenas quantidades dos alimentos de origem animal.
V para variado, isto é, evitar qualquer monotonia e hábitos repetidos.
V para vivo, ou seja, comer principalmente alimentos não desnaturados, como os grãos germinados, as frutas e os legumes crus, suprindo o organismo das enzimas, das vitaminas e das substâncias biológicasque ele necessita.

9. Frugidorismo - O frugivorismo é uma dieta à base de frutas cruas ou cozidas. É uma alimentação que não implica a morte da planta. Esta dieta é uma das mais altas expressões do vegetarianismo, pois é um sistema de alimentação que não oferece

contradições em nenhum dos aspectos que normalmente se têm em conta numa alimentação mais saudável, como sejam: ético, moral, religioso, ecológico, medicinal e nutricional.

Baseia-se no princípio de que as frutas são uma dádiva da natureza e constituem o mais perfeito tipo de alimento para o homem.

As frutas são alimentos que estão em harmonia perfeita com o organismo e que permitem realizar um ideal construtivo e de inofensividade, já que para nos alimentarmos não privamos da vida nenhum animal ou planta. A alimentação de frutas, pelas condições fisiológicas que implica, também não exige esforços na digestão.

A fruta ideal, além de saborosa e saudável, não deve ter danos causados por insetos, doenças ou manuseio inadequado. Deve também possuir textura, suculência, sabor, qualidades nutricionais, e principalmente não estar contaminada por produtos químicos potencialmente tóxicos para o ser humano.

O mais conveniente é a alimentação com frutos naturais do lugar onde se vive, e colher apenas no momento em que a árvore ou planta os deixa cair no solo. Também são preferidos os frutos crus para aproveitar por inteiro o seu valor nutritivo e os seus fatores de vitalização.

As refeições podem tornar-se sintéticas e completas combinando frutos amiláceos com frutos oleaginosos. Todos eles são alimentos ricos em hidratos de carbono, sais minerais e vitaminas. Os oleaginosos, como nozes, avelãs, amêndoas, azeitonas, contêm ainda proteínas e lipídios.

Os frugívoros consideram então esta dieta completa por conter proteínas suficientes (nozes, amêndoas), hidratos de carbono (féculas e açúcares) em grande quantidade (bananas, uvas, maçãs, peras, amêndoas, etc.), lipídios (nozes, azeitonas, amêndoas, cocos, etc.) e os frutos são ainda a fonte mais completa de vitaminas e sais minerais.

É nos frutos que a árvore ou a planta acumula a quantidade e qualidade de energia. Considera-se que é na polpa que a energia solar surge na sua mais sublime versão, protegendo e promovendo a vida. Por isso se defende que ingerir estes alimentos é aproveitar ao máximo a energia solar, que é, em suma, o que direta ou indiretamente o ser humano aproveita dos alimentos para se nutrir.

Os frugívoros defendem que a alimentação ideal do ser humano perfeito é a ingestão de frutos e que o homem só deve comer alimentos que contenham germes da vida que correspondem à sua natureza superior.

Muitos foram os povos no mundo que se alimentaram apenas de frutos, nomeadamente na Austrália, na Califórnia e na Argentina.

10. Dialética - Originalmente, é a arte do diálogo, da contraposição de idéias que leva a outras idéias. O conceito de dialética, porém, é utilizado por diferentes doutrinas filosóficas e, de acordo com cada uma, assume um significado distinto.

Para Platão, a dialética é sinônimo de filosofia, o método mais eficaz de aproximação entre as idéias particulares e as idéias universais ou puras. É a técnica de perguntar, responder e refutar que ele teria aprendido com Sócrates (470 a 399 a.C.). Platão considera que apenas através do diálogo o filósofo deve procurar atingir o verdadeiro conhecimento, partindo do mundo sensível e chegando ao mundo das idéias. Pela decomposição e investigação racional de um conceito, chega-se a uma síntese, que também deve ser examinada, num processo infinito que busca a verdade.

Aristóteles define a dialética como a lógica do provável, do processo racional que não pode ser demonstrado. "Provável é o que parece aceitável a todos, ou à maioria, ou aos mais conhecidos e ilustres", diz o filósofo.

11. Hipócrates – Famoso médico da Grécia antiga, chamado o "Pai da Medicina."

Afirma-se que aprendeu sua arte nas tábuas votivas oferecidas pelos enfermos curados nos templos de Esculápio. Foi considerado o mais hábil curador de seu tempo, sendo por isso quase divinizado.

Seu saber e seus conhecimentos eram vastíssimos. Segundo afirma-se, seus escritos eram verdadeiramente a voz de um oráculo. Morreu com cem anos de idade (361 a. C.).

Hipócrates valorizava o poder curativo da natureza, o seu vis natura medicatrix, que se refere à capacidade espontânea do organismo de recuperar-se de uma doença.

Certamente que os médicos da antiguidade compreenderam isso através da observação de vários processos biológicos, como a cicatrização, a expectoração, as descargas orgânicas de todos os tipos, as diarréias, a recuperação natural de muitos tipos de febres e enfermidades conhecidas também estranhas.

Com maestria e sutileza, Hipócrates ensinou aquilo que a medicina natural sempre busca, que é a estimulação das forças renovadoras e de cura do próprio organismo, como um reflexo da força de cura da natureza.

A medicina hipocrática era toda baseada nessa força de cura e objetivava a relação mais harmônica do homem com as forças de cura sutis da natureza. Foi assim que surgiram os princípios de uma ciência fundamentada na simplicidade, sendo que o mais conhecido está representado na famosa máxima hipocrática: primum nom nocere – "primeiro não mutilar," hoje, obedecido fielmente pela nova medicina, mas tão desrespeitado por muitos médicos pouco conscientes.

12. Oligoelementos- Os oligoelementos são substâncias químicas que se encontram em pequenas quantidades no organismo para intervir em seu metabolismo. São conhecidos desta maneira (oligoelementos) devido à quantidade requerida de cada um deles ser menor que 100mg. Esses elementos químicos, em sua maioria metais, são essenciais para o bom funcionamento das células.

É muito importante ter um aporte diário de oligoelementos dentro da nossa alimentação, já que nossas células são permanentemente atacadas pelo estresse, cansaço, enfermidades, etc. Por conseguinte, o consumo desses elementos químicos ativa os sistemas que lutam contra os radicais livres: sistemas enzimáticos (atividade controlada pela disponibilidade de cobre, manganês, zinco e selênio) e não enzimáticos (antioxidantes como as vitaminas C e E). Estes sistemas participam de várias funções corporais e cada elemento tem um nível ótimo de concentração, dentro da qual o organismo funciona adequadamente pela eficiente estimulação do sistema imunológico. Por outro lado, o sistema imunológico poderia deixar de funcionar eficientemente tanto por apresentar deficiência como por excesso de um desses elementos. Seguir uma dieta balanceada é determinante para que nosso sistema imunológico produza as defesas necessárias que evitam que fiquemos doentes e que nossas células envelheçam prematuramente. A seguir serão apresentadas as propriedades de alguns dos principais oligoelementos essenciais para o organismo:

1- *Cálcio*: é encontrado em produtos lácteos como o leite, queijos, iogurte, etc, bem como no gergelim, por exemplo. Suas funções no organismo são balancear o sistema nervoso, constituir os ossos e dentes e proporcionar ao sangue um nível ótimo de coagulação.

2- *Ferro*: participa de diversas funções no organismo, como o transporte de oxigênio nos glóbulos vermelhos sangüíneos, por exemplo. A deficiência deste mineral causa a anemia chamada de ferropriva, bem como seu excesso pode causar tonturas, dores de cabeça, fadiga e anorexia. O tanino, substância presente no chá e no café, inibe a absorção do ferro, enquanto que a vitamina C a estimula.

3- *Zinco*: é essencial para os seres humanos, pois intervém no metabolismo de proteínas e ácidos nucleicos, estimula a atividade de mais de 100 enzimas, colabora para o bom funcionamento do sistema imunológico, é necessário para a cicatrização de ferimentos, nas percepções de sabor e olfato e na síntese do DNA e de colágeno e elastina. Este elemento é encontrado em diversos alimentos, como ostras, carnes vermelhas, aves, alguns pescados, mariscos, favas e nozes. Sua deficiência pode produzir retardo no crescimento, perda de cabelo, diarréia, impotência sexual, apatia, cansaço, lesões oculares e de pele, inclusive acne, unhas quebradiças, amnésia, aumento do tempo de cicatrização de feridas, entre outros. Já o excesso de zinco tem sido associado a baixos níveis de cobre, alterações na função do ferro, diminuição da função imunológica e dos níveis de colesterol bom.

4- *Cobre*: é componente de muitas enzimas e participa na síntese da hemoglobina, além de ser essencial para o colágeno cutâneo e ósseo. É encontrado comumente em peixes, fígado, trigo integral, feijão e chocolate. Os sintomas de sua deficiência são deformidades ósseas, insuficiência cardíaca, inutilização do ferro nas células, entre outros. Seu excesso, em contrapartida, pode causar vômitos, dores epigástricas, etc.

5- *Manganês*: é essencial para todas as formas de vida, nas quais possui funções tanto estruturais quanto enzimáticas. É absorvido no intestino delgado, dirige-se para o fígado e de lá é distribuído para o restante do organismo. Sua carência pode causar perda de peso, fragilidade óssea, dermatite, degeneração do ovário ou testículos e náuseas. Seu excesso, por outro lado, pode levar a anorexia, alucinações, dificuldade de memorização, insônia e dores musculares.

6- *Selênio*: é antioxidante, estimula o sistema imunológico e intervém no funcionamento da glândula tireóide. Além disso, a suplementação de selênio mostrou, em estudos, ter uma correlação positiva com a prevenção de cânceres, redução do risco de ataques cardíacos e derrames e aumento da proporção de colesterol "bom" (HDL). A deficiência desse mineral é relativamente rara e pode provocar esterilidade feminina, infecções, problemas de crescimento e insuficiência pancreática.

7- *Iodo*: a única função conhecida do iodo é como parte integrante dos hormônios tireoideanos (tiroxina e tri-iodotironina). O déficit de iodo resulta no hipotireoidismo.

8- *Cromo*: mesmo que suas funções ainda não tenham sido definidas com exatidão, sabe-se que ele participa do metabolismo dos lipídios e hidratos de carbono. A ausência de cromo provoca intolerância à glicose e, como consequência, o aparecimento de diversos distúrbios. Sua carência também pode causar ansiedade, fadiga e problemas de crescimento, enquanto que seu excesso pode causar dermatites, úlcera e problemas renais e hepáticos.

9- *Enxofre*: participa da estrutura de diversas proteínas, é constituinte da algumas vitaminas, participa na síntese de colágeno, neutraliza os tóxicos, etc. Diferentemente do inorgânico, o enxofre proveniente dos alimentos (orgânico) não é tóxico.

10- *Fósforo*: constitui ossos e dentes, proporciona reações energéticas e é parte fundamental na formação de proteínas.

11-*Magnésio*: preserva a tonicidade da pele e atua na irritabilidade, cansaço, cãimbras e palpitações.

12- *Potássio*: sua função é favorecer os intercâmbios celulares e intercelulares.

13- *Sódio*: tem papel fundamental na hidratação do organismo e atua na excitabilidade dos músculos.

14. Aminoácidos-quelatos - Os quelatos são espécies naturalmente encontradas nos organismos vivos e correspondem à forma que a natureza utiliza para realizar a absorção de minerais.

Quando os minerais estão em formas inorgânicas tais como óxidos, sulfatos e cloretos não podem ser diretamente absorvidos pelos organismos. Para que a absorção ocorra, é necessário que essas formas inorgânicas sejam convertidas biologicamente em espécies assimiláveis. Essas espécies são justamente os compostos que denominamos como quelatos, resultado da ligação química entre um centro metálico (mineral) com ligantes orgânicos de ocorrência natural, tais como os aminoácidos.

A melhor forma de aumentar a biodisponibilidade de um determinado mineral é administrar o mesmo já em formas químicas capazes de serem absorvidas pelos organismos vivos. Isso é justamente o que ocorre quando os minerais estão na forma de verdadeiros quelatos de aminoácidos. O processo de quelação com aminoácidos converte os minerais em substâncias que têm constantes de estabilidade adequadas para serem prontamente absorvidas. Além disso, a suplementação de minerais na forma de quelatos de aminoácidos previne as perdas que ocorrem naturalmente quando o mineral é administrado aos seres vivos em outras formas inorgânicas.

15.Peptídios - Peptídeos são os compostos ou biomoléculas formadas pela união dos aminoácidos. A união dos peptídeos se dá entre o grupo carboxila de um e o grupo amina de outro aminoácido, sempre ocorrendo a liberação de uma molécula de água. O mecanismo que une os aminoácidos é denominado de ligação peptídica. Os peptídeos são classificados segundo o número de aminoácidos presentes em cada composto:

Dois aminoácidos - dipeptídeo

Três aminoácidos - tripeptídeo

Quatro aminoácidos – tetrapeptídeo

Ainda segundo o número de aminoácidos presentes nas biomoléculas, podemos classificar os peptídeos em oligopeptídeos, quando apresentar de dois a dez aminoácidos, e polipeptídeos, quando apresentar onze ou mais aminoácidos.

16.Fitoestrógenos - Os fitoestrógenos são substâncias ambientais naturais (produzidas pelas plantas), que apresentam uma estrutura química diferente dos estrógenos, mas que atuam da mesma maneira. São encontrados principalmente em leguminosas como: Soja, feijões, grãos e brotos.

17. Nosso corpo elimina diariamente cerce de 2.500ml de água em todas as atividades, desde respirar até ir ao banheiro. Isso em condições normais. Se a pessoa praticar

alguma atividade, seja qual for, o déficit pode chegar a 3.500ml.

18. Para se ter uma idéia geral do quanto cada corpo precisa, existem algumas fórmulas que podem ajuda a estimar a quantidade que deve ser ingerida. Adultos saudáveis: de 30 a 35ml/kg corporal. Crianças: 50 a 60ml/kg corporal. Lactantes: 150ml/kg corporal.
Lembrando que entram na somatória todos os líquidos e não só água pura. Entram nessa somatória: chás, sucos, frutas e a água intrínseca de outros alimentos.

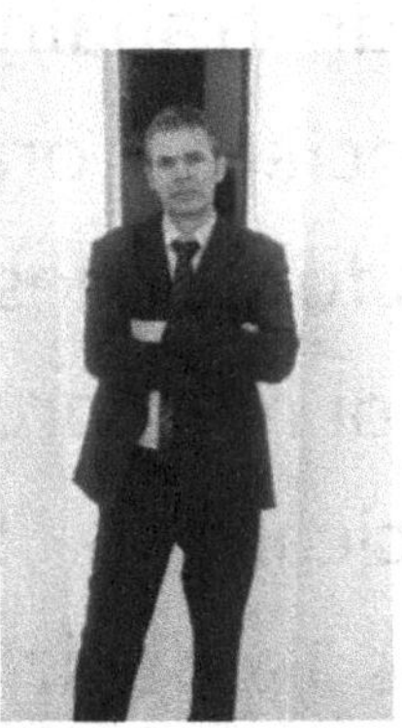

SOBRE O AUTOR

Rômulo Borges Rodrigues é Escritor, Terapeuta Holístico, Mestre de Reiki, Consultor e Numerólogo.

Trabalha com Reflexologia, Reiki, Massagem, Florais, Aconselhamento Terapêutico, Técnicas de Relaxamento, Hipnose, Regressão, Terapia de Vidas Passadas e Numerologia e ministra cursos online.

Estuda e pesquisa sobre a espiritualidade há vinte anos.

Foi membro da Associação Internacional Amigos da Natureza (AIANATU - SP), na qual fez parte do trabalho de cura espiritual. Foi nessa associação onde alguns de seus dons espirituais foram desarquivados.

Também foi membro da Ordem dos Filhos da Luz (Piracicaba - SP). Foi integrante da Ordem dos Templários, onde foi dirigente do hospital de cura espiritual de uma das suas sedes.

Atualmente, é coordenador do Projeto Social Nova Era na cidade de São Paulo, no qual dá palestras e ministra tratamento alternativo para o público utilizando várias técnicas terapêuticas.

Escreve artigos quinzenais para sites e revistas sobre vários temas e é autor das seguintes obras:

- *Uma Civilização Adormecida e Decadente*
- *Momento Apocalíptico – Prelúdio do "Juízo Final"*
- *Arcanjos e Arquétipos*
- *Guia Prático dos Anjos (Tabela completa de todos os anjos)*
- *OS ENSINAMENTOS DE SIDDHARTA GAUTAMA, O BUDA*
- *A HISTÓRIA DO BUDISMO – Princípios, conceitos, ensinamentos*
- *Numerologia – A Ciência Milenar dos Números*

•*REIKI – ENERGIA VITAL UNIVERSAL (Harmonia, Equilíbrio e Cura)*

•*OS FLORAIS DE BACH – Equilíbrio e Harmonia Através das Essências*

•*O PODER DA MENTE – A Chave Para o Desenvolvimento das Potencialidades do Ser Humano*

•*Cuide de Você e Tenha Mais Qualidade de Vida – Cuidar de si mesmo é imprescindível para se obter uma vida plena e satisfatória (Vols. II, III, IV e V)*

•*A Regência Cósmica*

•*Alimentação Saudável = Saúde Perfeita – O consumo de alimentos adequados proporciona equilíbrio orgânico e psíquico (Vols. I, II e III, IV, V, VI e VII)*

• *REFLEXOLOGIA (Massagem Podal) – Equilíbrio e bem-estar através da planta dos pés*

• *A PODEROSA INFLUÊNCIA DOS NÚMEROS SOBRE AS NOSSAS VIDAS – O que a*

Numerologia revela sobre o passado, o presente e o futuro

•*DESCUBRA SEU POTENCIAL, DONS E TALENTOS INATOS ATRAVES DA NUMEROLOGIA*

• *QUALIDADE DE VIDA – Definição e conceitos*

•*OS MECANISMOS DA MENTE – A sua natureza comportamental*

• *TRATADO SOBRE AS RELIGIÕES E FILOSOFIAS DE VIDA – Síntese dos sistemas religiosos e correntes filosóficas*

•*PRÉ-EXISTÊNCIA E PÓS-EXISTÊNCIA DA ALMA – Vidas passadas, vidas futuras*

•*GUIA COMPLETO DAS TERAPIAS ALTERNATIVAS*

•*ESTUDO SOBRE AS TERAPIAS COMPLEMENTARES*

•*PRINCÍPIOS, FILOSOFIA E METODOLOGIA DA MEDICINA HOLÍSTICA – Os recursos e métodos utilizados nos tratamentos e terapias*

•*CURSO DE REIKI*

•*CURSO DE FLORAIS DE BACH*

•*CURSO DE REFLEXOLOGIA*

•*CURSO DE NUMEROLOGIA – Método simples e prático*

•*CURSO DE HIPNOSE, REGRESSÃO, TVP, TMS – Metodologia simplificada*

•*CURSO DE FENG SHUI – Técnica chinesa milenar de harmonização de ambientes*

•*CURSO DE RADIESTESIA*

•*CURSO DE CROMOTERAPIA*

CONTATOS COM O AUTOR

E-MAIL: romulorobr@outlook.com

FACEBOOK:http://facebook.com/romuloborgesrodrigues

BLOG: equilibrioeconsciencia.wordpress.com

SKYPE: samadhi514

TWITTER: @_arahat